AF300381

Docteur SAMUEL BERNHEIM

ÉTUDE

CLIMATOLOGIQUE ET THÉRAPEUTIQUE

LE SANATORIUM

DES

TUBERCULEUX

PARIS

MALOINE, Éditeur

PLACE DE L'ÉCOLE-DE-MÉDECINE

—

1896

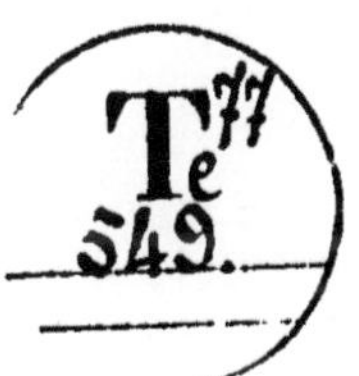

LE SANATORIUM

DES TUBERCULEUX

PRINCIPAUX OUVRAGES DU DOCTEUR S. BERNHEIM

1. *Cas graves de la Syphilis du cerveau.*
2. *De la Circoncision.*
3. *De la Transfusion du sang animal.*
4. *Transfusion du sang de chèvre à l'homme.*
5. *Immunisation tuberculeuse et Sérumthérapie.*
6. *Traité clinique et thérapeutique de la Tuberculose pulmonaire.*
7. *Traité pratique de Médecine clinique et thérapeutique,* publié sous la direction de MM. Bernheim et Laurent avec quatre-vingt-douze collaborateurs.
8. *Immunisation et Sérumthérapie.*
9. *Atlas microphotographique* de MM. Itzerott et Niemann (traduction).
10. *Précis clinique de Pathologie générale du professeur Krehl* (traduction).
11. *Formulaire clinique de Vienne.*

Docteur **SAMUEL BERNHEIM**

ÉTUDE
CLIMATOLOGIQUE ET THÉRAPEUTIQUE

LE SANATORIUM

DES

TUBERCULEUX

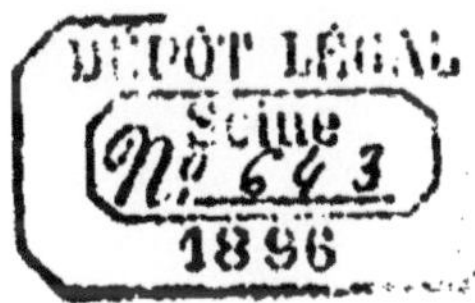

PARIS

MALOINE, Éditeur

PLACE DE L'ÉCOLE-DE-MÉDECINE

1896

LE SANATORIUM

DES TUBERCULEUX

I

Curabilité de la tuberculose.

D'après les statistiques officielles et privées, il existe constamment dans notre pays environ 500,000 tuberculeux. Sur ce chiffre considérable de malades, un tiers succombe chaque année et enlève ainsi à la France les meilleurs et les plus utiles de ses enfants. En effet, la phtisie s'attaque de préférence aux adolescents et aux adultes et elle compte surtout parmi ses victimes les individus âgés de quinze à trente-cinq ans. La maladie est particulièrement grave entre vingt et trente ans, et elle se plaît à décimer l'âge le plus utile de notre existence; elle nous cause donc un préjudice matériel et moral des plus considérables.

La phtisie est cependant curable d'après l'avis des médecins les plus autorisés. Cette curabilité est d'autant plus facile que la maladie est reconnue à une période plus précoce, que le diagnostic est établi dès la première invasion du bacille de Koch. Plus difficile sans doute, elle est cependant encore possible à une période plus avancée et quelquefois même à une époque désespérée. Citons, au surplus, les opinions, sur ce point, de nos sommités médicales :

« Cette maladie. qui s'acharne, dit M. le professeur Bouchard, sur l'humanité, est curable dans le plus grand nombre de cas. »

M. le professeur Jaccoud affirme « que la phtisie est curable dans toutes ses périodes ».

« Tous les observateurs ont partagé l'opinion de Laënnec, tous sont d'avis que non seulement la phtisie est curable, mais encore qu'elle est curable dans toutes ses périodes. » (Cornil et Hérard.)

En parlant de cette affection, M. le professeur Grancher s'exprime ainsi : « Nous affirmons la curabilité naturelle du tubercule; nous affirmons qu'au lieu d'être un néoplasme misérable et incapable d'organisation. le tubercule tend naturellement à la transformation fibreuse. »

« D'abord relative, la guérison peut devenir définitive. l'expérience l'a montré ; dût-elle rester relative. elle n'est pas à dédaigner. Quand même, avec des restrictions, un homme peut reprendre sa place dans la société, et pourvoir aux besoins de sa famille, fût-il sous le coup d'une rechute, il vaut assurément plus que celui qui est mort. Il produit, et, dans la limite de ses forces, contribue à la prospérité commune. Molière, phtisique en trêve et même sans trêve, Goethe, en guérison absolue (il est mort à quatre-vingt-un ans. après avoir été condamné à dix-neuf). pour ne citer que ces deux exemples illustres, prouvent que la force d'une société civilisée n'est pas faite uniquement de vigueur corporelle : abandonner le tuberculeux au nom de l'intérêt général est un calcul aussi faux qu'odieux. » (Léon Petit.)

Cette opinion est également partagée par MM. Flint et Loomis de New-York, Weber et Goodhart de Londres. Brouardel et Letulle de Paris, Schrœtter de Vienne, Chiari de Pragues, Walker de Chicago, en un mot par tous les phtisiologues, qui ont eu l'occasion d'observer et de soigner un grand nombre de tuberculeux.

II

Mortalité comparative.

Ce que ces mêmes savants affirment également, c'est que la mortalité causée par la tuberculose varie considérablement, suivant les conditions d'hygiène et de traitement dans lesquelles sont placés les malades. Tandis que la mortalité atteint le chiffre effrayant de 95 0/0 pour nos phtisiques soumis au traitement habituel et vivant dans une grande ville, ce chiffre terrible baisse favorablement dans une proportion très sensible pour les malades placés dans un établissement fermé, un sanatorium, où les phtisiques sont soumis à un régime sévère, militaire, rigoureux, mais où ils vont récupérer leurs forces, cicatriser leurs lésions et souvent se débarrasser définitivement de l'infection bacillaire. Le tableau suivant emprunté au docteur Knopf donne un simple aperçu de cette statistique.

Il s'agit là de malades atteints de phtisie pulmonaire, et non pas de ces variétés multiples de tuberculose chirurgicale où la guérison devient beaucoup plus facile. De cette statistique sont exclus aussi les enfants tuberculeux dont la présence est assez rare dans les sanatoria cités. Ce sont surtout des adultes atteints de tuberculose pulmonaire, aux différentes périodes, souvent à une période extrême et incurable, qui figurent dans ce tableau. Aussi devons-nous être indulgents et penser que les résultats, déjà si encourageants, seraient bien plus heureux encore si l'on faisait une sélection de tous ces malades et si l'on choisissait les cas les plus favorables.

NOMS DES SANATORIA	RAPPORTEURS	MORTALITÉ	GUÉRISONS		AMÉLIORATIONS	NON AMÉLIORÉS	MOYENNE de séjour	NOMBRE DE LITS	REMARQUES
			ABSOLUES	RELATIVES					
Sanatorium de Falkenstein...	Dr Dettweiler	4 à 4.50 %	14 o/o	14 o/o	45 o/o		90 jours	150	
Sanatorium de Brehmer à Gerbersdorf	Dr Achtermann	7.51 %	25 o/o		50 à 55 o/o		93 —	250	
Sanatorium du Dr Rœmpler à Gerbersdorf	Dr Rœmpler	7.50 %	25 à 27 o/o		50 o/o		83 —	110	
Sanatorium de la Comtesse Pückler à Gerbersdorf	Dr Weicker	4 %			72 o/o (1)	24 o/o			
Sanatorium de Driver à Reiboldsgrün	Dr Wolff	2 1/2 %			70à73 o/o(1)		70 —	100	(1) Voir les subdivisions page 66.
Sanatorium de Turban à Davos	Dr Turban	4.36 o/o	40 o/o		40 o/o			70	
Sanatorium de Hohenhonnef	Dr Meissen		14.51 o/o	28.91 o/o			80 à 90 j.	80	
Sanatorium de Nordrach	Dr Walther		30 o/o		65 o/o				
Sanatorium de Finlande à Halila (pour les pauvres)...	Dr Gabrilowitch	13.6 o/o	36.7 o/o		33 o/o	16.7 o/o			
Sanatorium de Falkenstein (pour les pauvres)	Drs Dettweiler et Nahm		13 o/o		77 o/o	10 o/o			Sont admis seulement les malades peu avancés.
Sanatorium du Canigou	Dr Sabourin		43.8 o/o						Les malades paient seulement les 2/3 des dépenses.
Adirondack Cottage Sanitarium	Dr Trudeau		20 à 25 o/o		30 à 35 o/o				
Sanatorium de Leysin	Dr Burnier	Stat. promise						130	
Sanatorium de Saint-Blasien	Dr Hanfe	Pas de statistique						60	Croit que tous les malades peuvent être guéris en un temps variant de 6 mois à 2 ans selon la gravité des lésions.
Sanatorium de Winyah (Asheville N. C.), États-Unis	Dr Von Ruck	4 o/o	22.4 o/o		42.47 o/o				

Ainsi, tandis que nous comptons 95 0/0 de décès chez nos phtisiques traités dans nos villes et à la campagne, on obtient le chiffre consolateur de 40 à 50 0/0 de cas de guérison chez nos tuberculeux soumis au régime du sanatorium ! Et la statistique la plus heureuse nous est fournie par un tout petit établissement situé dans les Pyrénes françaises, sanatorium non fermé où toutes les réglementations si sévères et si indispensables sont loin d'être observées. Quoi d'étonnant du reste, si l'on pense, comme nous allons le voir plus loin, qu'aucun pays au monde ne fournit au malade les mêmes avantages atmosphériques de notre belle France tempérée, et cependant c'est dans ce pays, qui offre au malade ces conditions si utiles, que nous ne possédons pas encore un seul sanatorium fermé !

III

Etude des Sanatoria existants.

A côté des établissements dont le nom figure sur la statistique précédente, nous connaissons un grand nombre d'autres sanatoria, les uns en plein développement et en grande prospérité, les autres en voie de création. Mais nous avons e regret de voir que la France seule est restée étrangère, pour ne pas dire réfractaire, à ce mouvement de progrès et de bienfaisance. Car, en dehors de la question financière, qui n'est pas à dédaigner, mais qui ne nous concerne pas, les financiers qui attacheront leur nom à une œuvre pareille créeront, en même temps qu'ils feront fructifier leurs capitaux, une œuvre d'utilité publique et rendront un service profond à un grand nombre de phtisiques français qui sont rivés à la mort, à moins qu'ils ne s'expatrient pour chercher la santé dans un sanatorium étranger. Cette vérité a été répétée maintes fois par tous nos confrères, dont aucun cependant, nous ignorons pourquoi, n'a osé poursuivre jusqu'au bout la solution de ce problème utilitaire.

Avant de décrire l'installation d'un sanatorium-type que nous voudrions enfin voir apparaître en France, rappelons où et comment sont installés ce genre d'établissement à l'étranger, les principaux du moins.

Grœbersdorf (en Silésie) est le sanatorium le plus ancien qui ait été fondé pour les phtisiques. Perché sur un plateau boisé à 600 mètres environ au-dessus du niveau de la mer, il fut fondé en 1859 par le docteur Brehmer, dont les débuts furent des plus modestes. Aujourd'hui, cet établissement, qui comprend plusieurs bâtiments reliés entre eux par de grandes galeries, revêt un aspect architectural. Les chambres des malades regardent toutes vers le midi, mais sont insuf-

fisamment éclairées et aérées. De nombreux chalets ont
été construits ces derniers temps et sont destinés à recevoir
des malades accompagnés de leur famille. Toutes ces
constructions sont renfermées dans un immense parc où la
surveillance médicale est des plus sévères. Ce parc boisé s'étend
assez loin et communique avec de nombreux sentiers escarpés
où les malades doivent faire de longues promenades quoti-
diennes. Dans tous ces sentiers sont placés des abris, des
bancs, des chaises, des hamacs et des cabines qui permettent
aux malades de se reposer lorsqu'ils trouvent l'ascension
un peu fatigante. Il leur est interdit, du reste, de séjourner
dans leur appartement en dehors des heures de repas et de
sommeil. Toute la journée, les pensionnaires doivent vivre au
dehors, en plein air, se livrer à tel exercice, à tel jeu qui
convienne à leurs forces. Il existe des jardins d'hiver également aérés très largement, où les malades se réfugient
quand la température est inclémente.

Le docteur Brehmer, qui est mort il y a deux ans, était
un partisan de l'exercice à outrance. Les tuberculeux fébri-
citants avaient seuls le droit de se reposer, mais encore leur
repos devait être pris dans un endroit bien aéré et même au
grand air. Pour tous les autres phtisiques, il les obligeait à
circuler toute la journée tantôt dans le soleil, tantôt dans
l'ombre : il habituait ses malades à faire des promenades
graduellement prolongées sur des plateaux d'abord et plus
tard sur les sentiers escarpés.

Le régime alimentaire est également bien surveillé. Les
malades prennent quotidiennement cinq repas composés
d'aliments solides, de lait et de kéfir.

Enfin, chaque tuberculeux, à moins qu'il ne soit fébrici-
tant, est soumis au retour d'une promenade à une douche
écossaise ou froide, ou bien encore à l'enveloppement de
draps mouillés. Cette hydrothérapie est appliquée avec
beaucoup de méthode et surveillée particulièrement par le
service médical.

Gœbersdorf, qui peut recevoir environ quatre cents pensionnaires, a tant de vogue qu'on refuse constamment des
malades. Aussi le docteur Rampler a-t-il eu raison d'édifier

un autre sanatorium, situé à peu de distance de Gœbersdorf, et qu'il dirige lui-même avec beaucoup de sagacité. Enfin, à quelque distance de ces sanatoria, la comtesse Pukler a également fondé des villas, établissement moitié philanthropique, moitié lucratif, et réservé à des bourses plus modestes; les secours médicaux y sont donnés par M. le docteur Weicker.

Ce groupe de sanatoria, que nous venons de citer, jouissent d'une célébrité relative et sont très recherchés. Le succès n'est pas attribuable au climat et à la situation, mais surtout à la méthode préconisée autrefois, méthode qui n'est plus si rigoureusement observée depuis la mort du docteur Brehmer, dont les résultats curatifs et les statistiques furent cependant des plus encourageants.

Falkenstein, dans le Taunus, a une situation moins élevée, 400 mètres de hauteur au-dessus du niveau de la mer. « Ce sanatorium a une grande façade principale où sont placées les chambres des malades rangées vers le midi, de façon à recevoir le soleil presque toute la journée. Il est largement ouvert au Sud-Est. On a, de ce côté, une vue ravissante, sur la plaine du Mein qui est parsemée de villages et de petites villes, e au fond de laquelle on aperçoit les tours et les églises ainsi que la monumentale gare de Francfort. Le sanatorium est construit au fond d'une espèce de demi-cirque de montagnes boisées, dont le voisinage contribue pour une grande part à établir les bonnes conditions hygiéniques de cette station. Le climat ne diffère guère de celui de toute l'Allemagne centrale; son principal avantage est d'offrir un air de montagne, c'est-à-dire un air pur dépourvu de poussières et de vapeur. L'atmosphère est plutôt sèche, bien que les pluies n'y fassent pas défaut. Les variations thermométriques y sont rarement brusques et considérables. » (Mœller.)

Le bâtiment principal est entouré de galeries et de marquises où les malades peuvent se réfugier en cas de pluie ou de mauvais temps. Des rideaux mobiles entourent ces galeries de façon à pouvoir se garer contre les coups de vents tout en restant au grand air.

Ce sanatorium, qui est de date assez récente (1876),

a été construit avec des données plus modernes et plus hygiéniques. Les chambres, qui sont au nombre de deux cents environ, sont installées avec une rare simplicité. Les tentures y sont interdites, et on n'y trouve que le confort strictement nécessaire. Tout est recouvert de peinture ou de carrelage de façon à pouvoir désinfecter rapidement et facilement. La ventilation continue est produite au sommet des croisées d'une façon très ingénieuse, même la nuit quand la fenêtre est fermée.

Quant aux soins donnés aux malades, voilà comment on les réglemente dans ce sanatorium : « Le jour de son arrivée, le malade va rendre visite au médecin directeur. Le lendemain matin, il est visité, examiné, ausculté par un conseil médical composé du médecin en chef et de ses deux assistants. Tous les détails de l'examen sont inscrits sur un registre spécial avec le poids du malade et les réponses faites par lui dans son interrogatoire. L'analyse de l'urine et des crachats complète l'examen clinique. Pour l'analyse des crachats, qui est fréquemment à renouveler, chaque malade reçoit un godet de verre hermétiquement fermé par un couvercle également en verre sur lequel est gravé son nom. Ce même godet lui servira pendant toute la durée de son séjour à Falkenstein.

En général, pendant le premier mois, le malade reçoit le matin, vers sept heures, dans son lit, une friction sèche avec un linge rugueux. Le mois suivant, la friction sèche est faite à l'alcool, puis à l'alcool et à l'eau par parties égales; enfin, vers le quatrième mois, on arrive à l'eau froide appliquée sous forme de frictions au gant de crin. Enfin, on passe aux affusions froides sur la poitrine et graduellement, sans secousse, on arrive à l'hydrothérapie. Celle-ci, toutefois, est réservée sous forme de douche en jet à certains cas spéciaux, points douloureux dans la poitrine, état nerveux, anémie disproportionnée avec les lésions, etc.

« Vers 8 heures du matin, le malade se lève et se rend au premier déjeuner, puis il va se promener dans la forêt ou reste étendu sur la chaise longue, suivant la prescription du médecin. Entre le second déjeuner, 10 heures, et le dîner, 1 heure, séance de cure à l'air libre. Puis, de 2 heures jusqu'au souper de 7 h 1/2, le malade ne quitte pas un instant sa chaise longue. On lui apporte, sous les galeries de repos, son repas de 5 heures. Après le souper, nouvelle et dernière sortie dehors, jusqu'à 10 heures, où tout le monde va se coucher. Il y a une amende pour tout malade trouvé dans les couloirs après cette heure. » (*Journal des phtisiques.*)

Le docteur Dettveiller, qui dirige cet établissement avec une sagacité au-dessus de tout éloge, examine quotidiennement les malades, en prend scrupuleusement les observations, mange avec ses pensionnaires aux deux principaux repas, pendant lesquels ils peuvent lui causer et demander des conseils. On n'a jamais recours à aucun médicament et les poussées fébriles ou les congestions pulmonaires sont combattues par des applications de compresses de Priessnitz.

Les sanatoria de *Hohenhonnef*, de *Reiboldsgrun*, de *Saint-Blasien*, de *Badenveiller*, de *Rehbury*, ceux de la *Norvège* et de l'*Autriche-Hongrie* sont installés d'après les mêmes règles, et les malades subissent le même régime, ou à peu près, qu'à Falkenstein et Gœrbersdorf. Avant de donner notre appréciation définitive sur la valeur de ces établissements, avant de décrire le sanatorium type que nous rêvons, avant d'émettre aussi nos idées sur le mode de traitement du phtisique, disons encore quelques mots des sanatoria suisses où se réfugient tant de nos compatriotes.

On a attribué une action spécifique contre la tuberculose au climat de *Davos*. Ne discutons pas cette idée émise par le docteur Fischer et contentons-nous de photographier le sanatorium et de décrire les effets obtenus chez les malades qui y sont traités.

Le docteur Alexandre Spengler, qui fut pour ainsi dire le lanceur de la station, fut frappé, il y a environ 40 ans, de la rareté extrême de la phtisie pulmonaire à Davos. Le docteur Meyer Ahrens publia les observations de son confrère, et à partir de ce moment les tuberculeux affluèrent à Davos, qui est plutôt une station climatérique qu'un sanatorium. En effet à côté de l'établissement fermé du docteur Turban, qui refuse notamment des pensionnaires pour raison de pléthore de malades, il existe un grand nombre d'hôtels, de villas, de maisons meublées où les phtisiques vont se loger au petit bonheur et sans surveillance médicale rigoureuse. Aussi la statistique, quoique favorable, donne des résultats moins heureux qu'on ne pourrait l'espérer.

Davos est situé sur un vaste plateau de l'Engadine, à une altitude de 1,560 mètres, sur une étendue de 12 kilomètres de long environ. Cette station est abritée au nord par un rempart de hautes montagnes. Au sud, elle est dominée de vastes prairies et d'immenses forêts de sapins et de mélèzes.

« Quelque étrange que cela puisse paraître, c'est surtout en hiver que la vallée de Davos, dont nous avons donné plus haut une description, se montre dans toute sa splendeur. Le paysage ne présente que deux couleurs : le blanc et le noir. Mais, avec ces deux couleurs, la nature a peint un tableau enchanteur, devant lequel s'efface celui de l'été avec ses teintes variées. Montagnes et vallée sont recouvertes d'un blanc manteau de neige sèche et ténue ; chaque pli de terrain, chaque saillie et chaque creux de rocher ressortent nettement et distinctement ; la surface blanche de la vallée forme un contraste frappant avec la sombre couleur des maisons enfumées et noircies des paysans ; la forêt se dresse toute noire sur les versants des montagnes ; le tapis de neige qui recouvre le sol est interrompu par le cours sinueux de la rivière et la ligne droite du chemin de fer. Au-dessus de ce tableau, dans la voûte azurée d'un ciel sans nuage, brille un soleil étincelant, dont les rayons font scintiller de mille feux les myriades de cristaux de glace et de neige qui sont répandus dans toute la vallée. Ajoutez à cela la sensation indéfinissable produite par la respiration d'un air d'une pureté et d'une vivacité remarquables, et on aura une idée des charmes du séjour à Davos pendant les longs mois d'hiver.

« Les levers du soleil sont souvent admirables et le cèdent à peine à ceux tant vantés du Rigi, du Faulhorn et d'autres sommets de la Suisse. Lorsque, le matin, les cimes des montagnes commencent à se dorer, et tandis qu'au-dessous la vallée se réveille encore dans l'ombre et que le thermomètre marque 12° à 15°. au-dessous de zéro, les malades attendent avec impatience le moment où le soleil viendra caresser de ses premiers rayons les maisons de Davos. Dès que cet instant est arrivé, tous se précipitent dehors en pardessus; d'un pas allègre, en faisant crier la neige durcie sous leur pieds, ils se rendent sur la grand'route bien frayée et bien entretenue jusqu'à Dœrfli et jusqu'à Frauenkirch; à partir de dix heures, mais surtout vers une heure, on voit les promeneurs fourmiller le long de la route, qui est transformée en un véritable *Corso*. L'œil ne peut se rassasier de la beauté du paysage d'hiver; les poumons aspirent profondément et à longs traits l'air frais et vivifiant; le corps entier sent la chaleur bienfaisante des rayons solaires. Bientôt le pardessus, devenu trop chaud, doit être enlevé et porté sur le bras : parfois même il faut se mettre, à l'aide d'un chapeau de paille ou d'une ombrelle, à l'abri des inconvénients d'une trop forte insolation.

« La vallée de Davos n'est pas moins curieuse à voir le soir, après le coucher du soleil : c'est un moment propice à la promenade de malades. Rien de plus pittoresque que l'aspect de cette localité aperçue à la douce clarté de la lune. Tout semble distinct, mais les détails se perdent; tout semble lumineux, grâce à la neige qui couvre le sol, mais l'ensemble produit une impression mystérieuse. Les cimes neigeuses se détachent sur un ciel d'un bleu profond; les pins se dressent, sombres et graves; la lune paraît plus grande et rapprochée; tandis qu'au-dessus de l'agglomération brillent dans tout leur éclat les phares électriques disposés le long de la grand'route.

« Les distractions ne manquent pas aux personnes qui séjournent à Davos en hiver. Nous ne parlerons pas des concerts qui se donnent régulièrement tous les jours dans différents hôtels, notamment au Curhaus : lorsque le temps le permet, on peut entendre tous les matins la musique en plein air, dans la grande galerie couverte qui a été construite devant ce dernier établissement; les poitrinaires s'étendent sur des chaises longues, en prenant la précaution de bien se couvrir de plaids ou de couvertures de voyage. Le soir, il y a tous les deux jours représentation théâtrale dans une des salles du Curhaus; enfin quelques cafés, plus ou moins bien ventilés, reçoivent les amateurs de ce genre de distractions.

« Mais ce sont surtout les jouissances prodiguées par la nature qui forment la grande ressource des curistes. Ce sont d'abord, pour les personnes les plus faibles et les plus délicates, les promenades soit sur la grand'route, soit dans les chemins plus variés de la montagne, où se trouvent de nombreux bancs de repos, d'où l'on jouit des points de vue les plus pittoresques.

« Les malades déjà en voie d'amélioration peuvent se livrer à des exercices plus violents. Ces divertissements ne laissent pas que de surprendre au premier abord ceux qui, jusque-là, dans d'autres stations, avaient été habitués au régime de chambres bien closes et réglées au thermomètre, ainsi qu'à d'autres précautions minutieuses. Par ces belles journées d'hiver, où l'atmosphère est tranquille, on patine à l'envi sur la surface polie d'un magnifique champ de glace, créé et soigneusement entretenu au fond de la vallée : ou bien on descend rapidement quelque penchant de colline couvert de neige, au moyen de petits traîneaux (tobaggans ou luges), qui vous entraînent par leur seul poids, et que l'on guide à l'aide des jambes étendues en avant ou de petits bâtons ferrés tenus à la main. Ce divertissement est très goûté à Davos, de l'un et de l'autre sexe, des vieux comme des jeunes. On voit parfois des convois entiers de ces petits traîneaux, chargés d'une ou deux personnes, dévaler avec fracas le long des chemins en pente ou des sentiers préparés à cet effet. On peut même franchir ainsi avec la rapidité d'un train des distances d'une ou plusieurs lieues.

« Les parties en grand traîneau fournissent également aux personnes faibles et délicates une occasion commode de jouir du plein air. Rien de plus attrayant que cette course rapide et sans fatigue, où l'on voit se dérouler les spectacles variés des pays alpestres. Aussi organise-t-on souvent de ces excursions en traîneau, auxquelles prennent part des sociétés entières ; la nouveauté de ce mode de transport, le joyeux tintement des clochettes des chevaux, l'action tonique de l'air

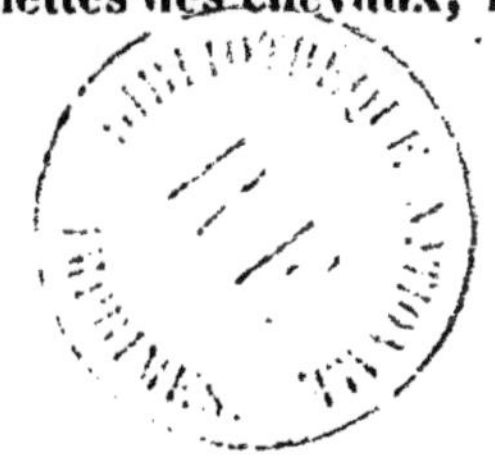

vif raniment les esprits et provoquent une joie de vivre, une douce gaîté qui fait du bien à l'âme et au corps. On choisit une place bien ensoleillée pour rendez-vous d'un pique-nique d'hiver, ou bien quelque auberge rustique qui ne manque pas de confort. » (Mœller.)

Leysin (Suisse) est situé sur un plateau plus élevé (1,450 mètres) et se trouve abrité contre les vents du nord par le massif de la Tour d'Aï.

Le grand hôtel ou sanatorium, construit en 1891, terminé en 1892, est à 300 mètres au-dessus du village, mieux ensoleillé, mieux abrité, sur la pente de la montagne et sur la lisière de grandes forêts de sapins séculaires. Le panorama dont on jouit de la terrasse et des chambres de l'établissement est tout à fait merveilleux. On a devant soi, sur un premier plan, les cultures du village de Leysin, puis de vertes prairies dominées par une série de mamelons couverts de sombres forêts; à droite, une grande étendue de la vallée du Rhône; plus loin, et de tous côtés bordant l'horizon, de grands massifs de rochers, les uns couronnés de neiges éternelles, les autres aux formes pittoresques et grandioses.

L'établissement de Leysin a été créé pour offrir, dans un pays de langue française, aux personnes délicates de la poitrine, des installations aussi confortables et aussi modernes que celles qu'on va chercher au loin dans des contrées différentes de langue et d'habitudes, les montagnes de la Suisse romande se prêtent aussi bien, sinon mieux que toutes autres, à la cure des affections pulmonaires.

On a voulu faire profiter les malades à la fois du bénéfice de l'altitude et des avantages des établissements dits fermés dont Gœrbersdorf et Falkenstein ont donné le modèle, c'est-à-dire faire en sorte qu'à côté de la surveillance médicale journalière, pour ceux qui la désirent, à côté de l'observation constante de l'hygiène et du régime dont les résultats sont les moins contestés dans les maladies de poitrine, ils eussent encore le coup de fouet donné à l'économie, le relèvement du taux vital produit par l'accroissement des fonctions respiratoires, circulatoires, digestives et cutanées que procurent l'air moins dense, l'état hygrométrique spécial, la clarté du ciel et la forte insolation, circonstances propres à la haute montagne et parfois très avantageuses dans certains cas d'affections pulmonaires. Mais il va sans dire qu'à Leysin on n'attend pas tout du milieu et du régime, et que les ressources thérapeutiques y sont utilisées suivant les progrès de la science du jour.

Toutes les règles de l'hygiène moderne ont été appliquées à la construction et à l'aménagement du grand hôtel de Leysin, et cela en tirant parti des expériences faites dans les établissements analogues. Il a été bâti dans le pâturage des génissons de la commune, c'est dire qu'il est isolé, loin de toute habitation, de toute industrie, de tout ce qui peut vicier l'atmosphère.

C'est un bâtiment de cinq étages, en pierre, dont la façade principale est orientée au sud; 80 chambres sur 110 sont en plein midi, les autres sont à l'est et à l'ouest. Les cuisines, les escaliers, les offices, les logements des employés sont au nord. La plupart des chambres ont des balcons assez larges pour y placer les chaises longues des malades. Aucune d'elles qui n'ait au moins 3 mètres de hauteur et un cubage de plus de 70 mètres. On a choisi des meubles, des tentures et des tapis pouvant être aisément désinfectés soit par des lavages, soit par une étuve à désinfection (système Geneste et Herscher) installée à une petite distance de l'hôtel.

Toutes les fenêtres sont doubles et ont à leur partie supérieure une imposte facile à ouvrir et à fermer au moyen d'une tige de fer articulée; chaque chambre a, en outre, une cheminée d'aération à fort tirage, en sorte que le renouvellement de l'air se fait jour et nuit d'une façon insensible.

Le chauffage de toute la maison est obtenu par un calorifère central (vapeur à basse pression, système Bechem et Post); tous les locaux publics peuvent être chauffés à des degrés divers et chaque chambre a son corps de chauffe spécial, de grandeur variable, suivant la capacité de la pièce, et se réglant à volonté. Beaucoup de chambres ont, en outre, des cheminées indépendantes.

L'hôtel comprend encore une grande salle à manger, une

salle de restaurant, un grand salon, un salon de dames, des salons privés, une vaste salle de billard, une salle de lecture, une belle galerie couverte réservée aux appartements du rez-de-chaussée, une autre galerie vitrée attenante aux salons et faisant jardin d'hiver, une salle de gymnastique, des salles de bains et de douches et un ascenseur hydraulique (système Edoux).

En outre, communiquant avec l'hôtel, à l'est, se trouve une grande galerie couverte, en bois, munie de chaises longues, de fauteuils-lits, de stores, de paravents, tables, etc. C'est là que se fait la cure d'air en toute saison et à tous moments du jour, même le soir, car cette galerie est très bien éclairée. Une seconde galerie offrant les mêmes avantages que la première, devenue insuffisante, est construite un peu plus à l'est. La cure d'air se fait encore dans des kiosques-abris, situés les uns sur la plate-forme, au-dessus de la salle à manger et qui communique avec le premier étage de l'hôtel, et les autres sur des emplacements bien orientés situés sur la lisière du bois, derrière le bâtiment principal.

Une vaste terrasse devant l'hôtel, de nombreux sentiers, les uns horizontaux, les autres à pente douce, tracés dans les pâturages et dans les bois de sapins avoisinants, offrent aux malades des promenades nombreuses, non fatigantes, graduées selon leurs forces, et des points de vue variés. Une passerelle conduit du second étage de l'hôtel directement dans les bois de sapins. Des kiosques et abris (*sun-boxes*) ont été disposés de distance en distance afin de servir aux malades de reposoirs ou d'établissements.

Une eau potable d'excellente qualité, abondante, a été captée au pied des Tours d'Aï et amenée à l'hôtel par des tuyaux empêchant toute infiltration. Sa pression étant considérable (125 mètres), elle peut desservir tous les étages de l'hôtel. Le système des égouts et des cabinets ne laisse rien à désirer.

On prépare en ce moment deux emplacements destinés au patinage.

On ne saurait trop insister sur le climat de Leysin si merveilleusement adapté aux cures qu'on vient y faire : une altitude de 1,450 mètres avec autant de soleil que possible, aucune montagne n'en interceptant les rayons ni à l'est, ni au sud; un air très calme à cause des hauts sommets et des forêts qui mettent Leysin à l'abri du vent; un sol excessivement sec formé par de l'humus et un calcaire fendillé très poreux; l'hygrométricité spéciale à la haute montagne; aucune possibilité de poussières dans l'air. On peut dire que la caractéristique du climat de Leysin est d'être un climat d'altitude à réactions aussi atténuées que possible. — De fait, depuis que l'établissement est ouvert, on n'y a jamais vu personne avoir des accidents cardiaques ou des phénomènes d'excitation nerveuse comme c'est souvent le cas dans d'autres localités situées à la même hauteur. Tout l'hiver dernier, les malades ont pu passer près de dix heures par jour au grand air.

La pension, chambre comprise (pour un séjour d'au moins huit jours), est par jour du prix de :

Rez-de-chaussée............. Fr.	13 à 15	par lit.
1er étage, chambres de côté...	10 à 11	—
— au midi...	14 à 15	—
2me étage, chambres de côté...	10 à 11	—
— au midi...	13 à 14	—
3me étage, chambres de côté...	10 à 11	—
— au midi...	12 à 14	—
4me étage, chambres de côté...	9 à 10	—
— au midi..	11 à 12	—
5me étage, chambres de côté...	8 à 8	—
— au midi..	9 à 10	—

Dans le prix de la chambre sont compris le service, le chauffage (sauf celui des cheminées indépendantes) et l'éclairage.

La pension alimentaire consiste en trois repas:

Un premier déjeuner de 7 à 9 heures du matin (café, thé, chocolat au choix avec beurre, miel et pains variés);

Un déjeuner à la fourchette ou lunch à midi et demi ;
Un dîner à 7 heures du soir.

Le climat de Leysin est notablement moins froid que celui
de Davos. Néanmoins, la température atteint — 19° la nuit,
tandis qu'elle monte à 5°6 pendant le jour. On voit qu'il
existe un écart considérable.

Mais ce qui est utile à dire, c'est que l'humidité relative
est très faible à Leysin, et cette sécheresse, jointe à la pureté
et au calme de l'air, permet aux malades de vivre au dehors
même par les froids les plus rigoureux.

Quant aux résultats obtenus, ils sont excellents. Les observations démontrent même que la cure d'air est plus utile en
hiver qu'en été, car Leysin a la prétention d'être un sanatorium utile toute l'année, ce que nous contestons. Déjà, en
1886, M. le docteur Bezencenet écrivait au docteur Secrétan,
de Lausanne : « Tous mes phtisiques n'ont pas guéri à
Leysin : il s'en faut certes de beaucoup ; mais j'en citerai au
moins quatre qui, bien portants aujourd'hui, n'en avaient
certes pas pour six mois de vie le jour où ils sont montés,
et chez trois, tout au moins, le mal était héréditaire. Si tous
n'ont pas eu cette chance, une amélioration notable a été la
règle et l'aggravation l'exception. Je connais des phtisiques
héréditaires qui vivent tant bien que mal et procréent, sans
trop de dommages, en allant chaque année passer quelques
mois à Leysin. Je vous surprendrai peut-être, mon cher
confrère, en vous apprenant que les résultats d'hiver sont
beaucoup meilleurs, et surtout plus promptement meilleurs
que ceux d'été. »

Ces lignes furent écrites longtemps avant la création de
l'établissement fermé, c'est-à-dire à une époque où le malade
ne menait pas encore cette conduite méthodique, ce régime
sévère si indispensables au tuberculeux qui veut guérir, et
rien d'étonnant si aujourd'hui, avec cette réglementation et
cette direction scientifique du malade, la statistique va en
s'améliorant.

Nous ne dirons rien du traitement suivi à Leysin, qui est
sensiblement identique à celui de Davos quant à l'alimenta-

tion, l'aération et l'habitation. Nous reviendrons, du reste, sur ces points dans un instant, quand nous exposerons les règles générales qui doivent être observées dans tout sanatorium.

Nous ne détaillerons pas non plus les établissements d'Arosa, de Tonsaasen, de Saint-Andreasberg, d'Altenbrack, de Nordach, de Schœnberg, sanatoria qui sont de création plus récente et qui sont tous la reproduction en plus petit ou en plus grand de ceux que nous venons de décrire.

IV

Choix du climat.

Existe-t-il un climat prédestiné, spécial et antibacillaire ? La plupart des phtisiologues sont d'accord que la station ne peut exercer aucune action antibacillaire ou antitoxique. Le climat agit d'une toute autre façon, comme je l'ai démontré dans mon *Traité clinique et thérapeutique de la tuberculose pulmonaire* Il agit sur l'état général du sujet et en même temps, dans certaines conditions, sur l'organe malade dont il facilite la fonction en rendant son labeur plus aisé et en le débarrassant des congestions secondaires. L'état général amélioré, relevé, donnera au malade la force nécessaire à la restauration de ses lésions, à la guérison naturelle de ses tubercules.

Mais comment peut-on arriver à choisir les climats possédant une action bienfaisante pour les phtisiques et quel est parmi les éléments, dont l'ensemble constitue le climat, celui qui est le plus capable de rendre l'immunité tuberculeuse au malade ?

On s'est évertué à rechercher les régions où les cas de phtisie sont rares ou bien inconnus, et l'on a déclaré que ces pays confèrent l'immunité à la race humaine qui l'habite. Rien de plus faux et de plus absurde. Il n'existe aucun pays au monde où l'homme est réfractaire à la tuberculose et il suffit souvent de l'arrivée d'un seul phtisique pour contaminer toute une région, qui devient alors un véritable foyer de cette cruelle maladie.

Ce qui est beaucoup plus rationnel, c'est de choisir une contrée où la phtisie est rare, où l'invasion de la tuberculose ne fait que peu de victimes, où l'arrivée de ces malades ne paraît exercer qu'une action médiocre ou négligeable sur les indigènes. Ce qu'il faut surtout prendre en considération, pour le choix d'un sanatorium, c'est l'état de l'atmosphère, la sécheresse ou l'humidité, la température et les changements de pression barométrique ou de refroidissement. Il faut tenir compte aussi de la disposition du terrain, choisir un site agréable à l'œil, où les promenades sont faciles et peuvent être prolongées, car le moral joue un très grand rôle dans la cure d'un phtisique, dont le caractère est des plus capricieux.

Autant que possible, on doit chercher un climat éloigné de tout grand centre, de toute usine, de tout casernement, et choisir un endroit bien aéré, de préférence sur une colline abritée contre les vents violents par des montagnes plus élevées, mais qui ne la couvrent pas d'ombre Ce plateau doit recevoir le soleil pendant toute la journée, et ne pas subir des soubresauts trop prompts dans l'abaissement de la température pendant la nuit, griefs qu'on peut reprocher à la plupart des sanatoria placés en Allemagne et en Suisse. L'air raréfié sera également très recherché. Cette raréfaction, aidée d'une richesse du soleil, produit sur l'acte respiratoire une première modification qui est importante : l'accélération de la respiration. Les aspirations sont augmentées, non seulement de nombre mais encore d'ampleur. Il faut, en effet, dans cette atmosphère raréfiée, introduire une quantité d'air beaucoup plus considérable, quantité qui est encore augmentée par ce fait que, la nutrition étant plus active, l'organisme consomme d'avantage d'oxygène. De là un fonctionnement plus complet du poumon, dans lequel toutes les parties sont utilisées, où toutes les alvéoles se déplissent; on voit alors entrer en jeu ces régions pulmonaires que Jaccoud nomme si bien paresseuses, ces régions qui, dans les conditions ordinaires, ne fonctionnent qu'à demi, c'est-à-dire surtout les sommets. De cette ampliation plus grande du thorax, il résulte une action plus énergique des muscles inspirateurs, et une véritable gymnastique salutaire de tous muscles ou thorax.

D'autre part, cette raréfaction, cette pureté de l'air exercent une action considérable sur l'hématose. Les congestions périphimiques sont dissipées et les fluxions de retour sont entravées. Les hémoptysies elles-mêmes deviennent rares.

Enfin il faut tenir compte, dans ces climats d'altitude, de la quantité insignifiante d'acide carbonique et, par contre, de la grande quantité d'ozone qu'on y trouve.

Ces différentes qualités de pureté, de raréfaction, de sécheresse, de température égale, sont rarement atteintes dans la plaine. C'est pour ce motif, et rien que pour lui, que nous donnons la préférence aux climats d'altitude pour le choix d'un sanatorium, mais non par les altitudes très élevées de 1,500 à 2,000 mètres, montagnes qui entraînent de graves inconvénients de toutes espèces, mais des plateaux largement exposés de 500 à 1,000 mètres. Ces altitudes sont plus accessibles et réunissent toutes les conditions nécessaires et indispensables à l'aération continue du phtisique.

Un autre point qui n'est pas à dédaigner non plus, c'est la composition géologique de la contrée où l'on construit un sanatorium. C'est un sol poreux bien absorbant qui boit rapidement les liquides, et qui les filtre, qu'il faut choisir de préférence. Autant que possible, on recherchera de vastes rochers très riches en chaux dont l'étendue et la profondeur ne dépasseront cependant pas une certaine mesure. Une source voisine captée adroitement fournira aux malades une eau pure limpide et abondante. De grandes promenades en pentes douces et escarpées existeront naturellement ou artificiellement. Il y aura également des parties ombragées interrompues par intervalle d'endroits entièrement découverts.

Y a-t-il utilité à construire le sanatorium sur une montagne dominant la mer? Le seul point noir qui pourrait se présenter, c'est l'état hygrométrique de l'air. Or ici tout dépend de l'orientation des vents. Pour le climat Atlantique, les courants aériens viennent de l'ouest et portent ainsi sur le continent les vapeurs de l'Océan. Au contraire pour la Méditerranée française, les vents soufflent du nord et portent l'humidité au large. Avec cela, quelle atmosphère riche, quel spectacle admirable! La mer et les montagnes, la lumière égayant de ses couleurs les flots et le sommet des Alpes, le soleil se levant et se couchant sur la Méditerranée calme et bleue comme le ciel qu'elle reflète. (Onimus.)

Il existe déjà sur cette mer d'azur un grand nombre de

villes où les phtisiques vont chercher, avec la lumière, le soleil et l'air pur, la santé ou au moins la convalescence. Mais combien défectueuses sont les installations de ces nombreuses petites villes confinées, et aussi combien les résultats seraient meilleurs si le malade était soumis à un régime plus médical! Quoique cela, les cures obtenues dans ce milieu ne sont pas rares.

Avant de terminer cette question de climat, il est utile de dire, une fois pour toutes, qu'aucune région ne peut servir à la cure d'air des tuberculeux pendant toute l'année. Il faudrait pour cela trouver une sphère où les conditions de température, de pression barométrique et de l'état hygrométrique seraient constamment égales. Jusqu'à présent, cette contrée divine reste encore inconnue, et c'est pour ce fait que nous avons toujours recommandé, dans nos travaux et dans nos écrits, des stations estivales et hivernales installées dans les mêmes conditions matérielles, mais dans des climats différents.

V

Sanatorium type.

De l'air pur, de la lumière à profusion, un soleil resplendissant, une température égale ou du moins sans soubressaut, un site pittoresque, un climat à altitude mais sans exagération, des forêts et des rochers, voilà ce qu'il faut rechercher pour établir un sanatorium. Or, où trouver mieux toutes ces conditions réunies que sur les rochers méditerranéens, pendant l'hiver, et que sur les hauteurs de l'Auvergne en été! C'est vers ces contrées que les hygiénistes doivent s'orienter et diriger leurs pas pour la découverte d'un endroit propice. Des deux côtés, les régions pittoresques à température égale sont si nombreuses qu'ils n'éprouveront aucune difficulté dans leurs recherches.

Nous ne reviendrons pas sur les qualités climatériques de l'endroit choisi et nous nous contenterons de décrire la partie technique de la construction. Nous ne pourrons mieux faire que de reproduire le plan conseillé au docteur Knopf par M. Van Pelt, élève de l'Ecole des beaux-arts :

1. En avant, en façade, s'élèvent trois pavillons, que séparent des galeries vitrées longues de 35 mètres.

2. Derrière le pavillon central sont disposés les bâtiments des services communs (salles à manger, cuisines, etc.); le jardin d'hiver leur est adjacent.

3. Là, se trouvent encore les bureaux, les locaux de l'Administration. Ces constructions sont isolées les unes des autres, mais réunies par des galeries vitrées.

4. La demeure du médecin est à gauche des bâtiments de l'Administration.

5. A droite, symétriquement, se trouve une construction semblable destinée aux visiteurs, aux parents des malades.

6. 80 mètres plus loin, vers la gauche, un pavillon d'isolement est aménagé pour recevoir, le cas échéant, les malades que leur état oblige à isoler ou qui sont atteints de maladies contagieuses, parfois importées du dehors.

7. Symétriquement, placé à droite, est un pavillon de jeu dont deux côtés seront ouverts en même temps, les deux autres étant fermés pour briser le vent.

8. Une vacherie, des écuries sont plus loin, à 70 mètres vers la droite; 125 mètres les séparent encore des pavillons des malades.

9. En un même lieu, mais à gauche, une construction de même forme loge l'étuve, les appareils nécessaires à la destruction des crachats. Une salle dallée y est aménagée pour recevoir le corps, s'il se produit un décès.

10. Assez loin, à gauche et à droite, deux maisonnettes recevront : l'une le concierge, l'autre le jardinier.

11. Au sud du pavillon central s'étend un jardin où seront disposés des bancs, où l'on établira des kiosques tournants; les allées en seront disposées pour soumettre les malades à des promenades progressives.

Au fond du jardin, la promenade achevée, un chalet suisse leur permettra le repos.

Chacun des trois grands pavillons a la disposition suivante : Tout le rez-de-chaussée est occupé par de petits salons, la bibliothèque, les installations pour l'hydrothérapie, les bains, etc.; en outre, dans le pavillon central, se trouvent un cabinet de consultation et une chambre pour des inhalations.

En plein midi, adjacente au rez-de-chaussée, est la grande véranda de 45 mètres de longueur sur 10 mètres de largeur, où sont placées des chaises-longues pour les cures par le repos à l'air libre.

Cette véranda est protégée par un toit en verre à châssis mobiles.

Des rideaux sont disposés de façon à protéger le malade contre le vent et le soleil. Un vitrage peut être mis de façon à fermer les vérandas entièrement pendant la nuit ou en temps de pluie.

Au premier étage se trouvent les quatorze chambres des malades, chacune d'elles a 65 mètres cubes de capacité. Toutes ouvrent au sud, par une large porte-fenêtre, sur un balcon de 2 mètres de largeur où l'on peut placer une chaise longue si le malade ne peut descendre.

A chaque pavillon sont annexées deux chambres pour les infirmiers. Dans l'intérieur des pièces comme dans l'intérieur de tous les bâtiments, les angles sont arrondis pour que la poussière ne séjourne nulle part ; tout relief des murs, des plafonds, des portes, etc., est soigneusement évité, il n'y a ni placards ni meubles superflus. Les rideaux de drap, les tapis, les meubles couverts de velours ou d'étoffes sont bannis. Les bureaux et les armoires ont une hauteur limitée et sont surmontés d'une pyramide ou d'un plan incliné pour que la poussière ne puisse s'y accumuler. Le lit de fer à sommier d'acier, à matelas modérément doux, est disposé pour éviter au malade le courant d'air qui se fait de la porte à la fenêtre. Le parquet de toutes les chambres est recouvert de linoléum. Dans les corridors, les salles d'hydrothérapie, dans les water-closets, etc., etc., le linoléum est remplacé par un carrelage. Les murs sont peints à l'huile pour qu'ils puissent être lavés avec des solutions d'antiseptiques.

La ventilation est assurée en partie par des fenêtres à vasistas, en partie par un appel d'air au plafond. L'atmosphère est ainsi constamment renouvelée.

Le chauffage se fait par la vapeur sous pression moyenne. C'est le mode qui permet le mieux de réaliser et d'entretenir une température de 18° dans des constructions séparées. La baisse de la température atteignant rarement 15° favorise cette disposition dans les contrées tempérées. Les tuyaux employés sont construits pour résister à des pressions très supérieures à celle qui est nécessaire. La surface chauffante sera rendue assez étendue par la longueur de ces tuyaux. Le système à ailettes sera écarté parce qu'il est impossible à nettoyer ; les tuyaux sont placés le long du mur du côté opposé au lit. Le sanatorium, éloigné de tout réseaux d'égouts municipaux, aura sa canalisation particulière ; un système diviseur fonctionnera loin de toute habitation.

Tout l'établissement sera éclairé à l'électricité.

L'auteur de ce plan de construction ne parle ni de la composition ni de l'épaisseur des murs. Quand le sanatorium est placé dans des contrées où le refroidissement nocturne de la température est considérable, la construction doit comprendre des murailles très épaisses. Au contraire, dans notre pays si tempéré, où la différence diurne et nocturne de la température n'est pas si sensible, ces murs sont moins épais.

La plupart des médecins pensent qu'une chambre réduite, de dimension moyenne, est suffisante, pourvu que cette chambre reste largement ouverte pendant la journée et que l'aération continue se pratique durant la nuit par un système habilement pratiquée. C'est aussi notre opinion.

VI

Traitement hygiéno-diététique dans le sanatorium.

C'est un dernier point que nous allons examiner. Et d'abord devons-nous rendre un compte exact au malade sur son état réel? Devons-nous lui dire qu'il est atteint de tuberculose? Beaucoup de médecins sont partisans de cacher la vérité ou, du moins, recommandent le silence. Ils craignent d'impressionner, d'affecter moralement le patient et pour cette raison ils se déclarent hostiles à la création de sanatorium pour phtisiques, où tout chacun connaît la nature de son mal. C'est là plus grosse erreur. Nous devons la vérité au malade, et cette connaissance, aussi désagréable qu'elle soit, aura toujours des résultats heureux : 1° le phtisique renseigné ne contaminera pas d'autres individus; 2° ce malade, rendu docile par la gravité du mal, suivra servilement les instructions du médecin d'autant plus que celui-ci peut lui promettre avec assurance la guérison.

Le traitement de la phtisie pulmonaire, dit M. Knopf, dans un établissement fermé a pour but :

1. De faire vivre le malade constamment dans une atmosphère pure et saine ;

2. De lui donner une demeure où les meilleures conditions hygiéniques soient autant que possible réalisées ;

3. De lui faire pratiquer l'aérothérapie, soit par le repos sur une chaise longue à l'air libre, soit par des exercices respiratoires ou des promenades graduées sur des terrains inclinés ;

4. D'obtenir l'endurcissement du malade par le séjour prolongé à l'air et à des températures variables, des exercices modérés et l'hydrothérapie aidée par le massage ;

5. De lui donner une nourriture saine, très abondante et préparée spécialement si son état le demande ;

6. De le protéger par une hygiène spéciale contre une infection nouvelle, soit par ses propres crachats, soit par les crachats d'autres tuberculeux qui, desséchés et pulvérisés, flottent en abondance dans l'atmosphère des chambres des phtisiques libres et dans les lieux publics ;

7. De lui procurer la présence permanente d'un médecin ayant une expérience spéciale de la phtisiothérapie, qui dirige le traitement hygiéno-diététique après une étude approfondie de chaque malade, et d'après la force de résistance de l'organisme individuel, et qui enfin, quand il y a lieu de donner des médicaments, peut surveiller sur place leur effet ; le médecin a également pour rôle de le protéger contre les maladies intercurrentes.

On obtient l'endurcissement du malade par l'ensemble de ces conditions, qui ne peuvent être réalisées que lorsqu'elles sont dirigées par un médecin sévère, instruit et convaincu. Un malade placé dans les meilleures conditions d'hygiène, avec la meilleure nourriture, avec le plus grand bien-être n'obtiendra jamais le résultat aussi sérieux, aussi parfait qu'un phtisique placé, dans des conditions même moins avantageuses, dans un établissement fermé mais bien dirigé.

Quant à la règle absolue, rigoureuse, mathématique de cette direction médicale, de ce traitement hygiénique et thérapeutique, il est impossible d'en poser les théorèmes et les corollaires, pour le bon motif que chaque malade offre des indications spéciales, chaque climat des différences particulières avec lesquelles le praticien doit compter et auxquelles il doit conformer sa ligne de conduite.

Les médecins en chef des sanatoria proscrivent d'une façon absolue tout médicament, même en cas de complications, désireux qu'ils sont d'attribuer tout le mérite des cures obtenues à l'application de leurs principes d'hygiène et aux avantages si considérables de l'atmosphère. Nous ne partageons pas, sur ce point, leur manière de voir. Tout en admettant la grande influence de la cure d'air sur le tuberculeux, nous affirmons cependant que l'administration de certains médicaments bien employés ou la méthode nouvelle d'immunisation hâteront la guérison. Une nouvelle méthode pourra même un jour guérir de toutes pièces la tuberculose, tout comme la diphtérie. Néanmoins, quand cette méthode sera définitivement reconnue certaine et incontestée, le tuberculeux ne pourra jamais renforcer son organisme et le rendre réfractaire à une nouvelle infection bacillaire sans passer quelques semaines ou quelques mois dans une atmosphère pure, sans avoir obtenu, par un régime hygiénique savamment dirigé, cet endurcissement dont nous avons parlé plus haut.

Nous ne voulons pas finir ce travail sans exprimer notre étonnement, nos regrets de ce que la France ne possède pas, comme tous les autres pays, un ou plusieurs sanatoria capables de recevoir et de guérir ses tuberculeux, au moins dans une proportion très estimable. Cette étude éveillera peut-être l'attention de mes compatriotes et de mes confrères sur ce point et pourrait avoir comme conséquence de donner l'impulsion vers l'idée de créer des établissements fermés pour phtisiques. C'est là toute la récompense que je leur souhaite.

2752. — Paris, Soc. an. de l'Imp. Kugelmann (G. Balitout, dir.), 12, r. Grange-Batelière

TABLE DES MATIÈRES

INDEX BIBLIOGRAPHIQUE

Traité clinique et thérapeutique de la Tuberculose pulmonaire. — Un beau volume in-8°. Prix...... **7 fr. 50**

Immunisation et sérumthérapie. Tétanos. Diphtérie. Tuberculose. Pneumonie. Choléra. Variole. Streptococcie. Syphilis. Fièvre typhoïde. Influenza. Venins. Charbon. Par le docteur S. BERNHEIM. — Un volume in-12. Prix........ **4 fr.**

Précis clinique de Pathologie générale, par le docteur LUDOLF KREHL, professeur à Iéna, traduit par le docteur S. BERNHEIM. — Un volume in-8. Prix .... **6 fr.**

L'ouvrage du professeur Krehl, que le docteur Samuel Bernheim présente au monde savant français, a paru récemment en Allemagne: rempli des connaissances récentes de bactériologie et de biologie, il ne ressemble en rien aux traités de pathologie générale publiés jusqu'à ce jour. L'auteur y étudie particulièrement l'étiologie des affections, en interprète leurs vraies causes, expose les principaux symptômes et la thérapeutique qui leur convient. Ainsi le titre de *Précis clinique de Pathologie générale* est justifié.

Atlas microphotographique des Bactéries, par M. le docteur GEORGES ITZEROTT et le docteur FRANZ NIEMANN, avec 126 illustrations microphotographiques en héliogravure. Texte traduit par le docteur S. BERNHEIM. — Un beau volume in-4°. Prix. **20 fr.**

Formulaire clinique (formules pratiques recueillies à la policlinique de Vienne), traduit et augmenté par le docteur S. BERNHEIM. — Un volume. Prix................... **4 fr.**

Traité pratique de Médecine clinique et thérapeutique, publié sous la direction de MM. S. BERNHEIM et ÉMILE LAURENT, avec 92 collaborateurs, professeurs, médecins des hôpitaux et spécialistes français et étrangers. — Six forts volumes in-8°. Prix : Brochés..... **50 fr.** Reliés..... **60 fr.**

Comme la division de l'ouvrage l'indique, chaque volume renferme l'étude des affections d'un organe ou d'une région anatomique. Nous attirons cependant l'attention du lecteur sur la conception de ce **Traité de Médecine,** en lui faisant remarquer qu'il comprend un volume dit des maladies spéciales (affections de la bouche, des yeux, des oreilles, du nez, de la peau, de la syphilis, etc.), parties à peine ébauchées ou même omises dans la plupart des ouvrages de pathologie de ce genre. D'autre part, on remarque aussi dans le tome II (maladies du système nerveux) une description très complète des affections mentales. Enfin les 6 volumes, paraissant ensemble d'un seul coup, avec les mêmes idées modernes, ont l'avantage d'être au niveau de la science actuelle.

Paris. — Soc. an. de l'Imp. Kugelmann (G. Balitout, dir.), 12, rue Grange-Batelière.

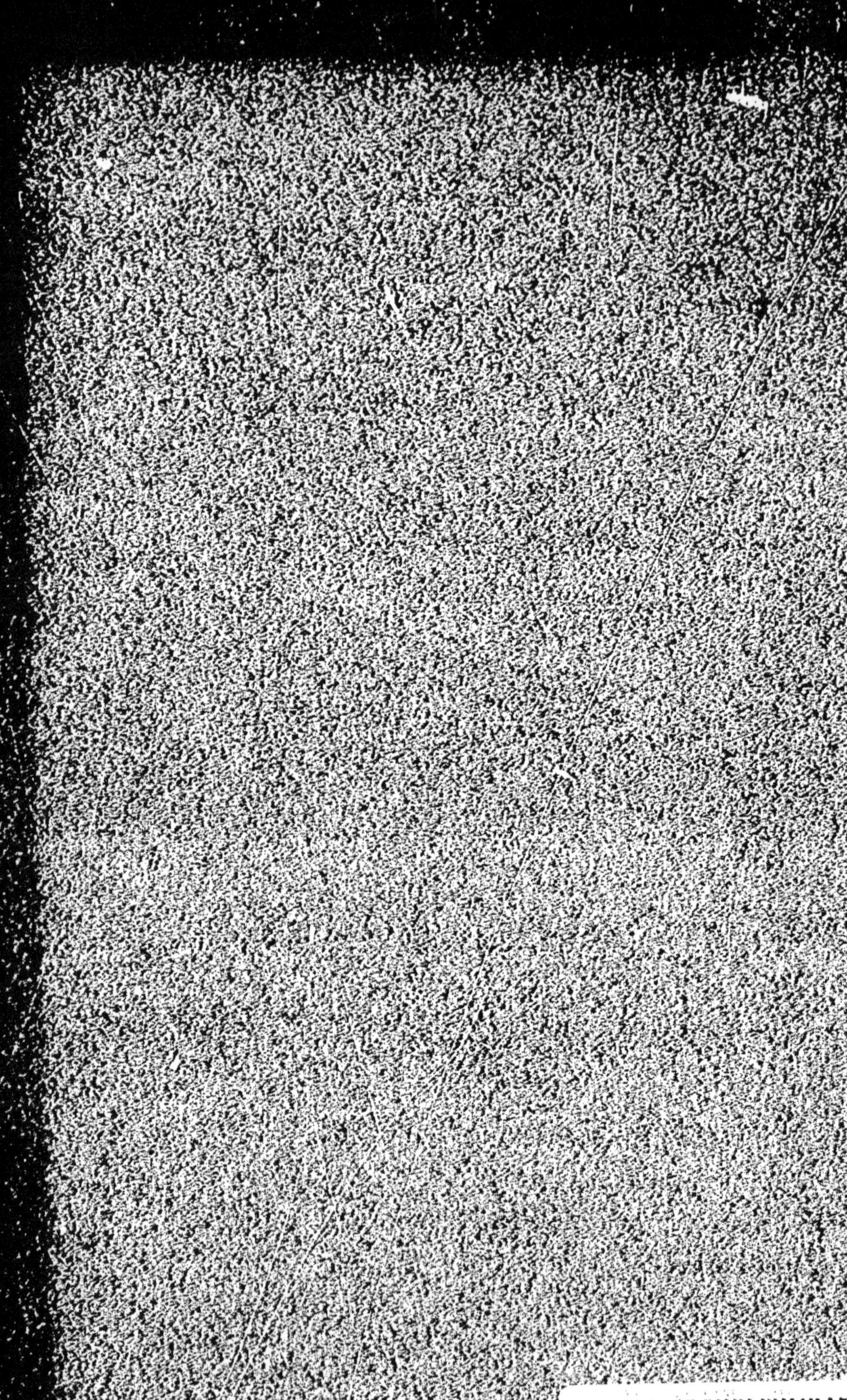